AF299583

PUBLICATIONS DU *PROGRÈS MEDICAL*

LE

DÉLIRE DE PERSÉCUTION

A ÉVOLUTION SYSTÉMATIQUE

PAR

M. Gilbert BALLET

Professeur agrégé à la Faculté de médecine de Paris.

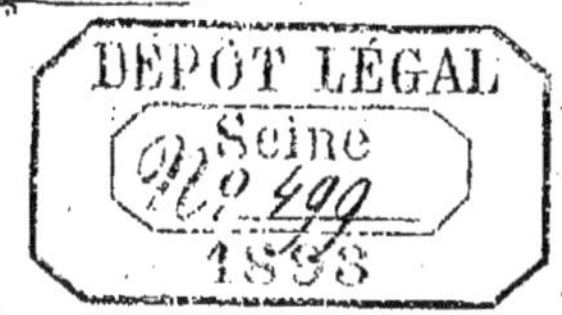

PARIS

AUX BUREAUX DU
PROGRÈS MÉDICAL
14, rue des Carmes, 14.

LECROSNIER ET BABÉ
ÉDITEURS
Place de l'Ecole de Médecine.

1893

DÉLIRE DE PERSÉCUTION
A ÉVOLUTION SYSTÉMATIQUE [1]

Messieurs,

J'ai souvent, au cours de ces leçons, fait allusion au *délire de persécution à évolution systématique*. Je me propose aujourd'hui d'appeler spécialement votre attention sur cette variété de vésanie, afin de préciser ses caractères et de vous dire la place qu'on doit, à mon sens, lui assigner parmi les délires de persécution.

C'est Lasègue, vous le savez, qui, en 1852, isola les persécutés des mélancoliques et des lypémaniaques de Pinel et d'Esquirol. Rien n'était plus légitime que la création de ce groupe particulier, car l'observation clinique révèle entre les mélancoliques et les persécutés des différences fondamentales, que Guislain avait déjà entrevues d'ailleurs et que j'ai eu maintes fois l'occasion de vous signaler. Depuis lors, on a poursuivi l'étude des persécutés, et l'on n'a pas tardé à s'apercevoir qu'ils ne sont pas tous identiques les uns aux autres.

Les idées de persécution, en effet, constituent en pathologie mentale un symptôme presque banal, qui s'observe dans des situations cliniques très diverses. C'est ainsi qu'on peut les rencontrer chez les alcooliques, les déments séniles, chez les dégénérés hallucinés ou non, voire même chez certains paralytiques généraux. Mais, dans ces différents états morbides elles ne représentent qu'un élément accessoire, un épisode noyé le plus souvent au milieu de troubles psychiques d'un autre ordre.

Il est des cas, au contraire, où l'idée de persécution constitue le fond même du tableau pathologique, comme l'avait soigneusement noté Lasègue ; on a alors affaire aux persécutés proprement dits. Or, quand on envisage ces derniers, on constate qu'ils se comportent,

---

[1] Leçon recueillie par M. le Dr PACTET, chef de clinique à l'asile Sainte-Anne.

relativement à l'évolution de leur délire, de façons fort diverses : les uns entrent plus ou moins brusquement dans la folie ; d'autres, au contraire, n'y pénètrent que lentement et d'une façon progressive ; il en est qui n'y séjournent que temporairement et guérissent ; d'autres sont frappés définitivement et restent incurables : le délire, en un mot, suit des évolutions variables. Aussi n'a-t-on pas tardé à s'apercevoir qu'il y avait lieu de dissocier le groupe des persécutés, tel que Lasègue l'avait conçu.

C'est en obéissant à cette préoccupation, que M. Magnan et ses élèves se sont attachés à isoler de l'ensemble des délires de persécution une variété qu'ils se sont efforcés de constituer en entité morbide, parfaitement distincte d'après eux des états voisins ou similaires. C'est cette entité qui porte aujourd'hui en pathologie mentale les noms de *Délire chronique* (Magnan) (1), de *Psychose systématique progressive* (Garnier), de *Délire chronique régulier* (Camuset), qu'il vaut peut-être mieux appeler, avec M. Falret, *délire de persécution à évolution systématique*.

Abordons son étude clinique ; nous aurons ensuite à nous demander si elle constitue une forme absolument autonome et nettement séparable, nosologiquement parlant, de celles qui lui ressemblent et l'avoisinent.

Mais, au seuil de cette étude, il est utile de vous rappeler, avant de procéder à l'examen des malades, quels sont les caractères principaux qu'on assigne au délire chronique, et qui en feraient une espèce morbide distincte des autres modalités du délire des persécutions.

Le premier de ces caractères vise l'étiologie : Tandis

---

(1) On trouvera les idées de M. Magnan et de ses élèves exposées dans les travaux suivants :

a). Magnan. — Leçons ; in *Gaz. méd. de Paris*, 1877 ; in *Progrès médical*, 1887-91.

b). P. Garnier. — *Des idées de grandeur dans le délire de persécution*. Th. Paris, 1877.

c). Gérente. — *Considérations sur l'évolution du délire dans la vésanie*. Th, Paris, 1883.

d). Magnan et Sérieux. — *Le délire chronique à évolution systématique*. (*Encyclopédie scientifique des aides-mémoires*), Masson, 1892.

e) Discussion à la *Soc. méd. psych. de Paris*, 1888.

que la plupart des persécutés, ceux qu'on appelle les persécutés dégénérés, auraient d'habitude une lourde hérédité nerveuse, les délirants dits chroniques auraient une hérédité nulle ou peu chargée.

Le second caractère est relatif à l'époque du début de l'affection et aux antécédents du malade antérieurement à ce début. Le délire chronique fait son apparition d'une façon tardive, de 30 à 50 ans en moyenne, chez des individus qui jusque-là n'ont présenté ni déséquilibration mentale ni stigmates de dégénérescence.

Une fois installé, il marche avec lenteur et parcourt d'une façon régulièrement progressive les quatre périodes suivantes : 1° Période d'*incubation* durant laquelle l'affection se révèle par de l'inquiétude et des interprétations délirantes; 2° Période de *persécution*, avec hallucinations des divers sens, en particulier de l'ouïe et de la sensibilité générale ; 3° Période de *mégalomanie*, durant laquelle les idées de persécution s'effacent pour faire place aux idées de grandeur; 4° Enfin, période de *démence*.

Ainsi donc étiologie spéciale, différente au moins de celle des délires de persécution de nature dégénérative, début tardif à l'âge moyen de la vie, marche lente et progressive, succession régulière dans un ordre déterminé et obligé de quatre périodes ayant chacune leur symptomatologie propre, tels sont les caractères qu'on est convenu d'assigner au délire de persécution à évolution systématique, et qui suffiraient pour le distinguer nettement des autres modalités délirantes qui s'en rapprochent plus ou moins.

Nous aurons tout à l'heure à apprécier la valeur de ces différents caractères. Mais il nous faut préalablement envisager la réalité concrète. Aussi vais-je faire passer devant vous quelques malades qui répondent certainement au type décrit par M. Magnan.

Le premier, Peyr..., est un homme de 54 ans, de forte constitution physique, d'une intelligence en apparence vive et assez vigoureuse. La seule particularité qu'on ait à relever dans ses antécédents héréditaires est la suivante : son père était violent et emporté ; marié trois fois, il a rendu ses trois femmes malheureuses.

Quant aux antécédents personnels du malade, on ne

signale dans son enfance aucune maladie sérieuse, aucune anomalie notable d'intelligence ou de caractère. A l'école primaire il passait pour un élève travailleur et intelligent. Quand il eut 13 ans, son père, qui était employé aux contributions directes, l'occupa dans son bureau. Il y resta jusqu'à l'âge de 19 ans. A cette époque il eut une discussion avec un supérieur, et, par coup de tête, s'engagea dans les zouaves. Deux ans plus tard il fut réformé et revint occuper son ancien emploi. Il était d'un caractère emporté et violent, mais néanmoins estimé de ses chefs. A 22 ans il se maria, et, en 1870, il quitta sa situation aux contributions pour prendre une place d'administrateur d'un journal en province. Il ne tarda pas à entrer en dissentiment avec les directeurs du journal, et il dut, au bout d'un an, résilier ses fonctions. Il avait alors 33 ans. Son entourage ne tarda pas à s'apercevoir qu'il devenait méfiant à l'excès, qu'il était sans cesse mécontent, qu'il se plaignait constamment de quelqu'un. A cette époque il entra à la Compagnie du gaz. Mais les dispositions soupçonneuses de son esprit ne firent que s'accentuer. Il était peu communicatif, n'adressait presque jamais la parole à ses collègues, était sans cesse en désaccord avec ses chefs. Il répétait constamment qu'il n'y avait dans son administration que de la crapule et de la canaille.

Vers ce même temps il devint jaloux de sa femme. Il lui reprochait de le tromper, bien que sa conduite ne donnât prise à aucun soupçon. Il alla même jusqu'à la frapper. Un jour il aperçut sur le parquet une tache d'huile, il prétendit que c'était une tache de sperme. Un rideau tiré, une porte entr'ouverte constituaient des signes d'intelligence de sa femme avec ses amants. Le soir il inspectait minutieusement les lits.

Vous voyez-là, Messieurs, les symptômes qui caractérisent la première période du délire chronique, cette phase d'inquiétude, de soupçons vagues, d'interprétations délirantes, à laquelle va bientôt succéder la seconde, celle au cours de laquelle les accusations se précisent, les hostilités sont mieux définies en même temps qu'apparaissent les hallucinations. Poursuivons l'histoire du malade.

Peyr... ne tarda pas à accuser ses camarades d'une

façon précise et formelle. Il leur reprochait de s'acharner après lui, de faire partie de la *bande à Jésus*. Il rapportait à sa personne tous les propos tenus : ce n'étaient que lazzi, que moqueries à son adresse. On procédait par allusion, sans le prendre directement à partie : mais ces allusions étaient tellement transparentes qu'il était impossible de s'y méprendre. Un jour un employé dit par hasard : « On fait beaucoup de bruit dans ce bureau ». Aussitôt Peyr... se convainct que cette phrase est dite « dans l'intention de lui faire remarquer que tout ce bruit est fait dans le but de le troubler dans son travail. » Bientôt les hallucinations de l'ouïe font leur apparition. Peyr... entend des injures ; on le traîne dans la boue lui et sa famille, on l'appelle « courtier de prostitution, » « mouchard, voleur, assassin. » On répète au bureau tout ce qu'il a dit la veille à sa femme et à ses enfants. Pour que ses collègues soient ainsi au fait des conversations qu'il tient dans sa famille, il faut que sa femme les leur répète et soit de connivence avec eux. Au reste, sur ce point, il a tenu à se faire une conviction et voici comment il s'y est pris : un jour il a eu avec sa femme un rapport sexuel au moment des règles ; le lendemain au bureau tout le monde disait : « Le vieux salaud, il a voulu b... sa femme qui avait ses règles. »

Aux hallucinations de l'ouïe ne tardent pas à se juxtaposer les hallucinations gustatives. Le café qu'il prend chez lui a un goût particulier, il est amer et, après l'avoir bu, il éprouve des coliques et un malaise général. Il ne doute pas que sa femme veuille l'empoisonner pour se prostituer plus aisément à ses ennemis. Son animosité contre elle devient si vive qu'il se présente à elle armé d'un revolver et la menace de mort.

Vous voyez apparaître déjà ces réactions violentes dont les persécutés sont coutumiers et qui en font des aliénés dangereux au premier chef. Au reste, Peyr... n'eût pas été un persécuté parfait s'il n'eût, comme les malades de son espèce, assailli de ses réclamations et de ses doléances les autorités par lui jugées compétentes. C'est en effet ce qu'il a fait. Il a écrit aux ministres de l'intérieur et de la justice de longues lettres, dans lesquelles il dénonçait les machinations dont il se croit victime, réclamant pour ses persécuteurs un châtiment exemplaire. Une de ces lettres, dans lesquelles il accusait violemment un de ses supérieurs, lui a valu sa révocation d'employé aux contributions directes, administration où il était rentré après avoir, en 1890, quitté la Compagnie du gaz. Le malade m'a remis une copie de cette lettre. Bien qu'elle soit un peu longue, je crois devoir vous la lire, car elle est très topique.

Versailles, le 24 avril 1892.

Monsieur le Ministre de la Justice,

J'ai l'honneur de soumettre à votre appréciation des faits d'une gravité tout exceptionnelle, qui font sans doute partie du programme adopté par la coalition cléricale, dont les débordements de haine cherchent à atteindre la République et les républicains dans leur honneur et leurs intérêts.

Ces faits sont d'autant plus graves qu'ils émanent de fonctionnaires haut placés dans l'administration des finances. Il s'agit du Directeur et du premier commis des Contributions directes de Versailles.

En 1890, j'ai été obligé de quitter la Compagnie du gaz après seize ans de bons et loyaux services, en raison de la guerre inqualifiable dont j'ai été l'objet aussitôt après l'échec des boulangistes en septembre 1889.

Je trouvai un emploi à la Direction des Contributions directes de Seine-et-Oise, où je suis entré le 8 octobre 1890, et où je suis encore.

Il y avait à peine huit jours que je faisais partie du personnel, quand les mêmes procédés qui m'avaient obligé de quitter la Compagnie du gaz se manifestèrent. Les insinuations les plus malveillantes, le persiflage le plus grossier se donnèrent un libre cours.

Le Directeur et le premier commis se tenaient à l'écart, en apparence. J'avais 53 ans, je fis un effort désespéré et je laissai dire et faire sans jamais laisser échapper une plainte.

Dès que les travaux de l'année furent terminés, c'est-à-dire vers la fin du mois de mars, M. R..., premier commis, se mit ouvertement de la partie ; et un jour, dans une conversation avec son ami S..., dont j'entendais quelques mots, il conclut par ceux-ci. « C'est un républicain. »

Malgré l'animosité que j'excitais, je me suis décidé au mois de septembre dernier à faire venir ma famille. Mais avant, et pour m'assurer si M. R..., Directeur, dirigeait ou non cette infamie, sans formuler aucune plainte, je lui ai demandé une augmentation de traitement qu'il m'accorda avec la plus grande bienveillance.

Croyant être certain que le Directeur était étranger à ce qui se passait, je fis venir ma femme avec mes deux plus jeunes enfants.

A peine étions-nous installés que M. R..., qui était en congé, revint brusquement, bien avant l'expiration de son congé. Le lendemain de son arrivée, à propos d'un store qui n'était pas baissé, il m'adressa pour la première fois une impertinence qui me causa une impression des plus douloureuses. Je compris que j'avais été dupe d'une bienveillance qui n'était qu'affectée.

Ici commence une chose horrible et dont je n'oserai pas écrire bien des détails.

Je croyais ma femme honnête, une femme de 50 ans, avec laquelle je suis marié depuis 32 ans; je m'étais trompé! Mon fils aîné a été corrompu à la Compagnie du gaz où il est employé; il a corrompu ses cinq sœurs; il a corrompu son frère âgé de 10 ans; il a corrompu sa mère.

Voilà *tout* le programme du parti clérical, puisqu'ainsi on le désigne : Pourrir la société pour s'en rendre maître !— La Compagnie du gaz l'aide puissamment dans cette œuvre diabolique.

Il y avait déjà plusieurs mois que j'avais exprimé le désir de faire venir ma famille. Qu'ont fait alors ces Messieurs, qui me poursuivent d'une haine féroce, sans que je puisse y voir d'autres motifs que mes principes républicains ? Ils ont donné à cette vieille femme un amant de 25 à 30 ans, qui signe D..., ils l'ont fait venir à Versailles, à la Direction des Contributions directes, comme expéditionnaire d'abord et, quelques jours après l'arrivée de ma famille, il est entré au bureau comme employé.

Le premier jour de son entrée en fonctions, il grava profondément sur le mur des cabinets le mot « Tempête » : il y est encore; et le soir, au moment de sortir, il se tourna effrontément vers moi, et me dit à haute voix: « Nous allons faire un peu d'assouplissement, système militaire. »

Dès le lendemain le bureau était transformé, en paroles, en un lieu immonde, où les plus dégoûtants des souteneurs auraient été bien à l'aise; et j'ai eu le spectacle écœurant de voir un vieillard, un Directeur des Contributions directes qui venait d'être décoré par la République à l'occasion du 14 Juillet, avec son premier commis, oubliant toute dignité, s'associer à 6 ou 7 jeunes polissons, qu'ils guidaient dans cette œuvre infâme.

Mais ici l'expression manque pour qualifier ce qui suit.

Un employé était chargé du guet; dès qu'il était sûr que j'étais entré au bureau, deux fois par jour, un ou plusieurs de ses collègues venaient chez moi, se faire rendre compte, par ma femme et mes enfants (le plus jeune âgé de 10 ans, était parfaitement dressé), des choses les plus secrètes, les plus malpropres, de toutes mes paroles, faits et gestes, et en arrivant au bureau, le grotesque le disputant à la grossièreté la plus dégoûtante, donnaient au bureau l'aspect d'une chambre commune d'aliénés.

Tout cela à la grande joie du Directeur et du premier commis.

MM. R... et R... ont fait de ma maison un lupanar immonde avec le personnel du bureau. Les uns faisaient le guet pendant que les autres se livraient, avec ma femme, avec ma fille, *et peut-être* avec le petit garçon, à la prostitution la plus dégradante.

Toutes ces choses se passaient pendant les heures de bureau, car je ne suis jamais sorti que pour mon travail.

Là, il y a deux crimes bien caractérisés qui doivent entraîner l'arrestation de ma femme adultère et proxénète, de son amant D..., et de la fille mineure. Et si une enquête prouvait que le petit garçon a été livré à la lubricité de quelque immonde personnage?

Cette femme est partie de Versailles le 13 mars, enmenant avec elle ses deux enfants; elle habite à Paris, rue L..., avec ses enfants aînés.

Ces Messieurs faisaient aussi détourner ma correspondance par un nommé B..., qui occupe le premier étage de la maison que j'habite et où il tient maison de prostitution, une de ces maisons comme il y en a tant dans Paris, qui, sous toutes les apparences de l'honnêteté, cèdent, moyennant argent, leur lit au premier couple venu.

Ainsi une lettre envoyée d'Auch, le 25 novembre 1891, et distribuée à Versailles le 26 (6e distribution), m'a été remise par l'enfant de ce B..., de la part de son père, le 27 à 7 heures du soir. Et ce jour-là M. R... est venu dans la maison à 1 heure, *je l'ai vu entrer*, avec des employés et M. R... probablement, car le nommé D... fut assez maladroit pour dire en entrant au bureau : « Nous y sommes allés pour rien. » En effet, la lettre ne pouvait rien contenir d'intéressant pour eux, j'étais sur mes gardes. Or, cette lettre avait été ouverte à l'aide de la vapeur d'eau, et on était tellement convaincu que j'étais mouton bon à tondre, que B... n'avait pas même pris la précaution d'y repasser de la gomme, il l'avait simplement mouillée de salive.

Le 18 février, une autre lettre venue aussi d'Auch et distribuée à Versailles, le soir du 19, à 8 heures 1/2, a été interceptée par ce même B... et a été passée sous la porte d'entrée de mon appartement à 10 heures; et si on en croit le propriétaire de la maison, il est coutumier du fait. Les facteurs sont-ils complices?

Qu'était le bureau à l'époque où j'y suis entré, au point de vue des mœurs?

M. R... m'a qualifié de gêneur; je le comprends aisément.

Une femme mariée, que je nommerai au besoin, a passé, *dans le bureau*, 10 heures 1/2, en trois séances consécutives, les chaises se touchant, auprès du nommé G..., sous l'œil bienveillant du Directeur et du premier commis. Il y avait alors au bureau une jeune fille qu'on avait pris comme employée supplémentaire qui traitait cet individu de verte façon. La femme mariée ne revint pas, mais la jeune employée prit sa place.

Je l'ai vue, dans le bureau, tenant ce G..., son bras gauche passé autour du cou, et de sa main droite fouillant dans le pantalon *complètement défait*.

Je ne l'affirme pas, mais je crois qu'on pourrait trouver là une affaire d'avortement.

Tous ces faits se passaient au moment de l'inspection générale.

Une enquête sévère faite sur tout le personnel de la Direction, sans exception aucune, révélerait au gouvernement de la République entre quelles mains il confie ses intérêts et sa dignité.

Un seul fait : Lors de la dernière crise ministérielle, quelqu'un dit dans le bureau : « Le Ministère est tombé. » M. P..., surnuméraire, répondit aussitôt : « Des Ministères comme ça ne tombent pas, on les f... en bas des escaliers à coups de pied dans le derrière. J'espère que pour un futur fonctionnaire, ce n'est pas trop mal. » L'approbation fut générale.

Mais le plus édifiant serait, si on le pouvait, de faire dire la vérité aux quatre ou cinq gamins de 13 à 14 ans qui se sont succédés au bureau dans l'espace de quelques mois.

Il me faudrait encore plusieurs pages, Monsieur le Ministre, pour écrire les détails qui peuvent s'écrire, mais je me tiens à votre disposition, et verbalement, quoiqu'il m'en coûte, je dirai tout ce que vous voudrez savoir. Cette affaire terminée, je me propose de me soustraire à la malheureuse position qui m'est faite par des gens à qui je n'ai jamais rien fait.

Dans quel but joue-t-on cette horrible comédie? Ils espéraient me pousser au suicide, je le prouverai dans la mesure du possible, ou bien me faire quitter le bureau dont ils n'osent pas me renvoyer, ne trouvant aucun motif pour cela.

J'ai l'honneur, etc.

Le malade que je viens de vous présenter est un type très remarquable de délirant persécuté : son intelligence encore vive et la facilité de son élocution méridionale contribuent, vous l'avez vu, à donner des couleurs très accentuées à ses conceptions délirantes. De plus, ce persécuté appartient bien certainement au groupe des délirants chroniques, tels que les comprend

M. Magnan : nous retrouvons en effet, dans ce cas, et le début tardif des troubles mentaux, au moins caractérisés, et leur développement non pas brusque mais progressif, et la première phase d'inquiétude avec interprétations maladives, et la seconde avec les idées de persécution nettement accusées et les hallucinations qui leur servent d'aliment. Le tableau est complet, sauf les hallucinations de la sensibilité générale qui sont habituelles en pareil cas et que jusqu'à présent nous n'avons pas relevées chez Peyr...

Eh bien, Messieurs, que va devenir ce malade ? Vous le pressentez déjà, d'après ce que je vous ai dit au début de cette leçon. Il s'agit là d'un délire chronique, c'est dire que nous sommes en face de troubles incurables. Vous savez, d'autre part, que si la maladie obéit à la règle habituelle en pareil cas, elle doit non pas rester stationnaire, mais franchir une troisième étape, celle des idées ambitieuses, pour aboutir plus tard à la démence.

Comment, chez les persécutés, les idées de grandeur arrivent-elles à s'installer ? J'ai eu déjà l'occasion de vous le dire dans une de nos précédentes leçons : je ne ferai que vous le rappeler brièvement aujourd'hui. Il est des cas dans lesquels on voit la mégalomanie apparaître sans qu'il soit possible de saisir sur le vif le mécanisme psychologique qui lui donne naissance. Mais, d'autres fois, c'est une hallucination qui fait éclore l'idée d'une personnalité nouvelle : le malade entend une voix qui lui dit par exemple : « Tu es le fils de Louis XVI, » et à partir de ce moment il reste convaincu qu'il est le Dauphin de France. Enfin il est des circonstances dans lesquelles le persécuté déduit avec une sorte de logique son délire ambitieux de ses idées de persécution. Petit à petit, après de longues années de souffrance morale, il en arrive à se dire qu'il faut, pour qu'on s'acharne à sa personne comme on le fait, qu'il soit un personnage important par sa fortune ou sa situation sociale : la conviction s'installe progressivement dans son esprit et se systématise.

Je vous ai montré avec Peyr... le délire chronique à sa *deuxième* période, je vais avec la malade que voici vous le présenter à la *troisième*, à la phase de *mégalomanie*.

Cette femme, Mme B..., est âgée de 49 ans. Elle est entrée à la Salpêtrière le 13 juillet 1887 et appartient au service de M. Falret qui, avec son obligeance habituelle, a bien voulu me la prêter.

Le 1er octobre 1886, M. Magnan a rédigé, au sujet de cette malade, le certificat suivant : « Délire chronique avec hallucinations, troubles de la sensibilité générale, idées de persécution et ambitieuses. » Je suis à même de vous indiquer les phases principales de l'histoire morbide de cette femme, grâce aux notes qu'a recueillies sur elle M. Séglas et qu'il m'a obligeamment communiquées.

Les premiers troubles qui aient été relevés remonteraient à vingt-cinq ans. Mme B... venait alors de se marier. Elle empêchait son mari d'aller travailler dans certaines maisons parce qu'on y disait du mal d'elle. « Dès cette époque, dit le mari, on aurait pu l'enfermer. » Bientôt apparurent des illusions et des hallucinations de l'ouïe ; la concierge l'insultait derrière les cloisons : tous ces phénomènes ne firent que se développer et, au bout d'une douzaine d'années, le délire de persécution battait son plein. Après de nombreux changements de domicile, elle vint à Paris, toujours persécutée par les bobs et les majors.

En juillet 1886 se manifestent en plus des idées d'empoisonnement et, à côté des hallucinations de l'ouïe, on note des hallucinations du goût, de l'odorat, de la sensibilité générale. Elle se plaint d'odeurs piquantes, de goûts âcres dus à la morphine et à l'arsenic que l'on jette partout : on lui fait des contusions, etc.

Les tendances ambitieuses, signalées dès 1886 par M. Briand, se sont ensuite développées, et aujourd'hui la malade prétend s'appeler Louise B..., dite Russie, vicomtesse de B.... Elle possède une fortune qui se chiffre par milliards.

Notez, c'est un point sur lequel j'appelle incidemment votre attention, car j'aurai à y revenir par la suite, notez que chez cette femme les idées mégalomaniaques n'ont pas effacé les idées de persécution. La malade est dissimulée, violente. Elle accuse son frère de vouloir la dépouiller de ses biens et profère des menaces contre lui. A diverses reprises elle a écrit, en bonne persécutée qu'elle est, de nombreuses lettres de plaintes et de protestation aux autorités, et si elle sort, comme elle le demande, elle annonce qu'elle trouvera le moyen de se venger des torts qu'on lui occasionne.

Remarquez aussi, en passant, que cette femme est affectée d'un bégayement très accentué : dans un instant j'aurai à appeler votre attention sur cette particularité.

Voilà donc une malade qui délire depuis 25 ans. Pendant vingt ans elle a été une persécutée pure, aujourd'hui elle est à la fois persécutée et ambitieuse.

Que deviendra-t-elle à l'avenir?

Comme... Peyr c'est une malade chronique et incurable : voilà un point bien acquis. Quant aux modifications que son délire est appelé à subir par la suite elles seraient les suivantes d'après M. Magnan : les idées de persécution finiront par s'effacer pour céder la place aux seules idées ambitieuses. En dernier lieu enfin Mme B... comme Peyr... versera dans la démence.

Les persécutés que je viens de vous présenter sont des persécutés très spéciaux, ayant passé ou appelés à passer par une série de phases connues d'avance, sur l'ordre de succession desquelles tous les auteurs sont d'accord, sauf divergences de détail qui m'arrêteront dans un instant. Ce sont bien des délirants chroniques comme les appelle M. Magnan, mais des délirants chroniques dont le délire évolue avec régularité et d'une façon systématique.

Tous les persécutés sont-ils identiques aux précédents? Non, Messieurs ; il s'en faut de beaucoup.

Je vais vous présenter une troisième malade qui, bien qu'atteinte elle aussi du délire de persécution le mieux caractérisé, s'est comportée de toute autre façon que Peyr... et Mme B....

Cette femme, Rosalie C..., âgée de 47 ans, est entrée à la clinique le 20 mai dernier. Elle n'a jamais été bien intelligente ; elle est allée à l'école pendant 5 ou 6 ans et pourtant elle sait à peine lire et écrire. Elle déclare elle-même qu'elle n'aimait par l'étude et préférait le travail manuel. Elle a toujours eu un caractère difficile, ne s'entendait pas avec ses frères et sœurs, qui avaient même cessé de la voir. Au moment de la puberté elle a eu la danse de Saint-Guy, et un peu plus tard trois ou quatre attaques de nerfs.

Ses antécédents héréditaires ne sont pas très chargés : il n'y pas d'aliénés dans la famille ; le père, mort à 65 ans, était violent et emporté ; la mère a succombé à 75 ans hémiplégique.

Remarquez que les oreilles de cette femme sont mal ourlées. Cette malformation serait fréquente dans la famille : elle existerait ou aurait existé, paraît-il, chez la mère, chez une sœur et un frère.

Il n'y a guère plus de deux ans que la malade, qui jusque-là avait mené une existence régulière, a présenté les premiers signes de dérangement mental. Elle s'est imaginé qu'un instituteur, son voisin, l'avait remarquée, et elle se mit à lui faire des avances. Elle recherchait toujours les occasions de le rencontrer et se promenait chaque jour devant l'école, épiant le moment où il sorti- rait. Puis des désordres plus sérieux ne tardèrent pas à se manifester. Des idées de persécution apparurent qui ont persisté depuis et qu'elle raconte, comme vous allez pouvoir en juger, sans la moindre difficulté.

Une bande payée par les royalistes et dont l'instituteur est un agent actif, s'acharne après sa personne. Ses ennemis ont placé près d'elle, dans sa maison, une femme chargée de la surveiller. Elle prétend que cette per- sonne a voulu l'empoisonner : à différentes reprises il lui est arrivé d'accepter d'elle un verre de rhum ; chaque fois elle a été prise de somnolence et d'étour- dissements ; tout cela ne lui semble pas naturel.

On agit sur elle par le magnétisme : on l'endort et on profite de son sommeil pour s'introduire chez elle et se livrer sur sa personne à des actes indécents. Elle est convaincue qu'elle a été plusieurs fois enceinte et qu'on l'a fait avorter. Elle a reconnu qu'elle avortait parce qu'elle perdait du sang comme au moment des règles, et ressentait des picotements dans le corps.

Elle affirme qu'on lui a fait avaler une sangsue pen- dant qu'elle dormait et cette sangsue lui occasionne des douleurs à l'estomac et de la rougeur à la face.

Au reste, remontant le cours de son existence, Rosa- lie C… a édifié tout un roman morbide rétrospectif. Son mari est mort il y a une dizaine d'années : ce sont ses ennemis qui l'ont fait disparaître. Elle a perdu, il y a 15 ans, un enfant, mort à l'hôpital : dans sa pensée, la bande a enlevé cet enfant et substitué le cadavre d'un autre qui lui a été présenté comme celui de son fils. Elle rend l'instituteur responsable de toutes les machinations dont elle est victime et, il y a quelque temps, sous l'influence de cette idée, elle est allée attendre cet homme à la porte de l'école et a tiré sur lui deux coups de revolver. C'est à la suite de ces violences qu'elle a été arrêtée et dirigée sur Sainte-Anne.

Rosalie C... n'a pas d'hallucinations : au moins n'en avons-nous pas constatées. Tout se borne chez elle à des interprétations délirantes : c'est une particularité qui mérite de ne pas passer inaperçue.

Au premier abord cette malade ressemble singulièrement à Peyr... L'un et l'autre sont en effet des persécutés. Mais entre ces deux persécutés il y a des différences de détail, qui ne sont pas sans importance. Passons-les en revue.

Au point de vue étiologique il n'y a pas entre les deux malades de démarcation bien nette. Ni l'un ni l'autre ne semble avoir une hérédité bien chargée. Tous les deux ont eu un père violent et emporté : c'est la seule particularité qu'on relève.

Mais les antécédents personnels sont très différents chez Peyr... et chez Rosalie C...; Peyr... a toujours montré une intelligence vive : c'était un bon employé doué d'une réelle instruction. C... au contraire est un cerveau faible : à l'école elle n'a jamais appris grand' chose.

Chez Peyr... on ne constate aucune de ces malformations qui indiquent un développement défectueux de l'organisme. Rosalie C..., au contraire, a les oreilles mal ourlées, et vous n'ignorez pas la signification de cette difformité. De plus elle a eu la danse de Saint-Guy à l'époque de la puberté et, un peu plus tard, des attaques de nerfs, ce qui indique l'existence chez elle d'une prédisposition accusée aux troubles nerveux.

D'autre part, Peyr... a édifié lentement son délire : il a mis dix-sept ans à arriver au point où il en est; tandis que Rosalie C... est entrée rapidement dans le délire de persécution : elle est malade depuis deux ans à peine. Enfin les hallucinations ont joué un rôle important dans la construction de la systématisation déli-

rante chez le premier malade, tandis qu'elles ont toujours fait défaut chez la seconde qui n'est pas allée au
delà des interprétations délirantes.

Ces différences autorisent à séparer l'un de l'autre
les deux malades et à les classer dans des groupes distincts. Peyr... représente le type du délire de persécution à évolution progressive et systématique, tandis que
Rosalie C... serait à ranger dans le groupe des persécutés dégénérés.

De même que nous avons pu opposer l'un à l'autre
ces deux persécutés purs, de même il nous est possible
d'opposer à R...., persécutée arrivée à la phase de délire ambitieux, des persécutés ambitieux d'un autre ordre.

Voici une malade que j'ai déjà eu l'occasion de vous
présenter. C'est cette femme, âgée aujourd'hui de
58 ans, qui se dit fille du roi des Belges. Je ne reviendrai
pas sur tous les détails de son histoire, que vous
connaissez déjà, je vous rappellerai seulement les
principaux.

Les antécédents héréditaires de cette femme nous
sont inconnus. Quant à ses antécédents personnels,
nous savons qu'elle était peu intelligente et douée d'un
caractère irascible. Elle ne sait ni lire ni écrire, bien
qu'elle soit allée à l'école pendant six ans.

En 1882, elle présenta des symptômes de dépression
mélancolique avec idées de persécution et hallucinations de l'ouïe. Envoyée à Sainte-Anne, elle fut dirigée
sur l'asile de Vaucluse où elle passa six mois. Elle en
sortit très améliorée et put reprendre son travail. Mais,
9 mois plus tard, en juillet 1883, elle fut reprise d'un
accès analogue au premier ; cette fois, on l'interna à
Ville-Evrard, où elle resta deux mois et d'où elle sortit
améliorée mais non complètement guérie. En novembre 1891, nouvelle poussée délirante, mais l'accès dif-
fère à quelques égards des précédents. Il n'y a plus de
dépression mélancolique mais, au contraire, une grande
activité délirante. La malade est en proie à des idées
de persécution avec hallucinations auditives et, en
même temps, à des idées de richesse et de grandeur.
Ces deux ordres de conceptions délirantes, qui se sont
développées parallèlement il y a deux ans, persistent
encore aujourd'hui. Elle nous raconte qu'on a assas-

siné son fils, qu'on a empoisonné sa fille. On a tenté
plusieurs fois de l'empoisonner elle-même. Elle s'en
est aperçue à de mauvais goûts qu'elle a dans la bou-
che, au gonflement de la langue et du cou. A Sainte
Anne, depuis son entrée, on aurait essayé sur elle
32 poisons. La malade se plaint violemment de sa sé-
questration : elle croit que ce sont ses ennemis, notamment son mari, qui en sont les auteurs. Ce dernier a
dépensé les revenus de sa femme avec des concubines.
Elle reconnaît dans la salle six de celles-ci.

En même temps que persécutée, vous ai-je dit, cette
malade est une délirante ambitieuse. Elle possède de
nombreuses maisons à Paris et en province ; elle a des
valeurs considérables. Léopold, roi des Belges, qui est
son père, lui aurait envoyé 100.000 fr. Louis-Philippe
l'a constituée son unique héritière ; il était son grand-
père paternel et Charles X son grand-père maternel.

Léop... comme R... est, vous le voyez, une persécutée
mégalomane, mais chez elle le délire s'est installé et
développé tout autrement que chez la première malade. Il n'a pas évolué d'une façon progressive mais
par poussées successives, séparées les unes des autres
par des périodes d'accalmie et même de guérison ap-
parente. De plus les idées de grandeur ; au lieu de se
mêler tardivement aux idées de persécution, les ont
accompagnées d'une façon précoce et ont pour ainsi
dire marché parallèlement avec elle.

A n'envisager donc que l'évolution des troubles
mentaux, Léop... est très différente de R..., chez qui
la systématisation délirante s'est édifiée avec lenteur et
d'une façon progressive.

D'après ce que je viens de dire, vous avez pu constater, Messieurs, que nos dernières malades, bien que
présentant avec les deux premiers une grande ressem-
blance, s'en différencient cependant par plus d'un caractère. Les partisans du *délire chronique* n'hésite-
raient pas à opposer catégoriquement les uns aux
autres ; les premiers seraient considérés comme affec-
tés du délire de persécution à évolution systématique,
les dernières seraient rangées parmi les persécutés dégénérés.

A n'envisager que les types extrêmes, cette séparation des persécutés en deux groupes distincts me paraît des plus légitimes. Chacun de ces groupes en effet a ses caractères et sa physionomie propres.

En ce qui concerne le premier groupe, il n'est pas douteux qu'il existe une catégorie de persécutés dont le délire évolue avec lenteur et parcourt d'une façon systématique les périodes que je vous ai indiquées. On peut sans doute différer d'avis sur le groupement de ces périodes. C'est ainsi que M. Falret en admet quatre qu'il appelle : 1re période, ou d'interprétation délirante; 2e période, ou des hallucinations de l'ouïe ; 3e période, ou des troubles de la sensibilité générale ; 4e période, ou période stéréotypée et de délire ambitieux, tandis que M. Magnan, vous l'avez vu, réunit en une seule la 2e et la 3e période de M. Falret, et en admet une dernière, à l'existence de laquelle M. Falret ne croit pas, la période de démence. Ces divergences de détail importent peu puisqu'aussi bien tout le monde est d'accord sur la réalité des faits principaux, à savoir sur l'apparition plus ou moins tardive des idées ambitieuses chez des persécutés dont le délire évolue avec lenteur, commence par de l'inquiétude avec interprétations délirantes, pour aboutir ensuite aux hallucinations et aux idées de persécution nettement caractérisées, en dernier lieu enfin à la mégalomanie et peut-être à la démence.

D'autre part il n'est pas contestable que chez certains individus, présentant d'habitude les signes de la dégénérescence mentale, on voit éclore des délires de persécution qui, les uns, procèdent par poussées brusques, disparaissant aussi vite qu'elles sont vite apparues, tandis que les autres affectent des allures plus chroniques, mais ne suivent dans leur évolution aucune règle constante.

C'est le mérite de M. Magnan et de ses élèves d'avoir insisté sur les différences réelles et souvent tranchées qui existent entre ces deux catégories de délire de persécution. La distinction que M. Magnan s'est attaché à mettre en relief a plus qu'un intérêt théorique, elle a une réelle portée pratique : tandis, en effet, que le délire de persécution à évolution systématique ne guérit jamais, les autres guérissent souvent.

Mais le délire chronique constitue-t-il une espèce

morbide parfaitement distincte, qu'il est toujours possible de différencier des délires dits des dégénérés ? N'existe-t-il pas des types intermédiaires qui relieraient les unes aux autres les formes extrêmes, si bien décrites par M. Magnan ? Au lieu de constituer une espèce nosologique vraiment à part parmi les vésanies, le délire de persécution à évolution systématique ne serait-il pas simplement une variété clinique dans un groupe dont les membres extrêmes seraient très dissemblables, mais ne seraient point séparés par un abîme et se rejoindraient au moyen d'échelons intermédiaires ? Ce sont là, Messieurs, des questions que je voudrais chercher à résoudre.

Passons en revue, afin d'en apprécier la valeur, les caractères qui ont été considérés comme propres au délire chronique et suffisants pour le différencier nettement des délires de persécution dits des dégénérés. Ces caractères vous les connaissez déjà : je vous les rappelle succinctement : 1° Chez les dégénérés, hérédité lourde ; chez les délirants chroniques, peu ou pas d'hérédité ; 2° Chez les dégénérés, signes physiques et psychiques de dégénérescence, symptômes de déséquilibration mentale ; chez les délirants chroniques intelligence saine jusqu'à l'apparition du délire ; 3° Chez les dégénérés, début souvent brusque des troubles mentaux, quelquefois pendant l'enfance ou l'adolescence, polymorphisme des conceptions délirantes, qui ne suivent aucune marche régulière ; chez les délirants chroniques, début à une époque tardive de la vie, pendant l'âge mûr, évolution systématique du délire ; 4° Enfin, chez les dégénérés, le délire de persécution peut s'organiser sans le concours des hallucinations, il a pour base unique, dans certains cas, les interprétations délirantes ; tandis que, dans le délire chronique, il y a toujours des hallucinations.

Laissons ce dernier caractère : il y a, en effet, entre les persécutés hallucinés et ceux qui ne le sont pas des différences en général assez accusées. Au reste, si les types intermédiaires auxquels j'ai fait allusion plus haut existent, c'est parmi les persécutés avec hallucinations qu'on les retrouve. J'en viens aux caractères distinctifs des trois premiers ordres.

Il est incontestable que dans un grand nombre de cas les antécédents héréditaires des persécutés dits dégénérés sont plus chargés que ceux des délirants chroniques. Mais le fait n'est pas constant, et, pour n'envisager que les malades que vous connaissez, Mme C..., persécutée dégénérée, dont nous avons cherché l'hérédité avec soin, en ligne directe et collatérale, présente pour tout antécédent un père violent et emporté ; c'est juste ce que nous retrouvons dans le passé familial de P..., délirant chronique. En revanche, Mme R..., qui devrait être exempte de tare héréditaire en sa qualité de persécutée à évolution systématique, est fille d'un père bègue, sœur de frères bègues, et nièce d'un faible d'esprit.

Les stigmates de dégénérescence se rencontrent plus rarement, cela nous paraît certain, chez les délirants chroniques que chez les autres persécutés. Mais ils peuvent néanmoins s'observer aussi chez eux. Sans invoquer à cet égard les faits rapportés par divers auteurs, dont plusieurs sont des partisans résolus de l'autonomie du délire chronique, il me suffira de vous rappeler que la malade R... est affectée d'un bégayement des plus nets, qu'il ne vous a pas été difficile de constater. M. Séglas, d'ailleurs, à la Société médico-psychologique, a insisté sur les caractères de dégénérescence présentés par cette femme. Il ne serait pas juste non plus de dire que les délirants chroniques ne présentent jamais d'anomalies cérébrales avant l'apparition du délire : Peyr..., notamment, s'est fait remarquer dès l'adolescence par la violence et l'emportement de son caractère. Aussi je pense, et c'est un point sur lequel je me permets de différer d'avis avec M. Magnan, qu'il n'est pas exact d'avancer que les dégénérés ne puissent devenir à leur heure des persécutés à évolution systématique. Ce que je crois en revanche c'est que tous les dégénérés n'en sont pas capables : pour faire un délire de persécution à évolution, il faut une intelligence suffisamment puissante que ne possèdent pas notamment les dégénérés débiles.

Quant à l'époque de début du délire chronique, il n'est pas douteux que d'ordinaire elle est assez reculée. Elle correspond à l'âge adulte. Cette règle souffre cependant quelques exceptions. Chez Mme B..., par exemple, les premiers symptômes se sont manifestés au plus tard à l'âge de 24 ans. Il ne faut pas oublier d'ailleurs que si les délires de persécution des dégénérés peuvent se montrer d'une façon précoce dans l'adolescence ou même l'enfance, quelquefois ils n'apparaissent aussi que fort tard. Rosalie C..., vous vous en souvenez, est devenue persécutée à 45 ans.

La caractéristique principale du délire chronique réside dans son évolution systématique et dans la succession régulière des quatre périodes dont je vous ai parlé. On a fait observer toutefois que la seconde et la troisième ne sont pas toujours aussi nettement différenciées que le prétend M. Magnan. M. Falret soutient que les idées ambitieuses ne se substituent pas toujours d'une façon complète aux idées de persécution qui persistent derrière les idées mégalomaniaques. C'est en effet ce qui a eu lieu chez Mme B...,qui a versé pourtant dans la mégalomanie depuis six ans déjà. On a soutenu enfin que le délire chronique pouvait s'arrêter à la deuxième période sans passer à la troisième. Il est incontestable que certains faits légitiment cette manière de voir. Mais, comme j'ai eu l'occasion de le dire déjà (1), ils ne me paraissent pas entamer la conception du délire de persécution à évolution systématique telle qu'elle a été formulée par M. Magnan, car les maladies chroniques, surtout si la survie est insuffisamment longue, ne parcourent pas fatalement toutes les étapes que la nosographie assigne aux cas complets.

Les réserves que je viens de faire au sujet de la valeur des caractères assignés au délire chronique par ses partisans ne sont pas pour diminuer l'intérêt de cette conception clinique. Je considère que le jour où M. Magnan et ses élèves, mettant à profit les travaux antérieurs de Lasègue, de Morel, de Foville sont allés extraire du chaos des délires de persécution une forme nouvelle, que spécifient tout au moins sa marche et son évolution, ils ont rendu un grand service à la pathologie mentale.

Mais l'intransigeance aboutit aisément, en nosogra-

---

(1) Des idées de persécution et de la psychose systématique chronique progressive (délire chronique). (Leçon faite à l'hôpital Necker, in *Semaine médicale*, 1888.)

phie comme ailleurs, à empêcher le triomphe des idées vraies, et c'est peut-être parce que les créateurs du délire chronique ont voulu trop accuser la barrière qui sépare cette entité clinique des formes voisines qu'on a méconnu, d'un autre côté, l'utilité de leurs efforts et la justesse de leurs descriptions.

C'est qu'en effet, Messieurs, entre les types extrêmes représentés d'une part par le délire de persécution à début tardif, à évolution nettement systématique, d'autre part par les délires à poussées brusques ou simplement à développement rapide, à marche irrégulière et capricieuse, il me semble exister des intermédiaires qui relient les uns aux autres ces types extrêmes. La meilleure preuve en est que le diagnostic reste souvent hésitant en face de certains délires de persécution, et qu'on voit les partisans les plus convaincus de l'existence du délire chronique différer d'opinion sur la nature de ces cas. Et de fait il en est qu'on serait fort embarrassé de classer, si l'on pensait qu'il n'y a d'autre alternative possible que de les attribuer à l'un ou l'autre des deux groupes entre lesquels on s'est efforcé de creuser un fossé.

Rappelez-vous, par exemple, l'un des malades que je vous ai présentés à l'une de mes premières leçons, Rapp..., ce mégalomane si remarquable qui a créé une langue nouvelle et se croit supérieur à Dieu. Il est difficile de concevoir un délire mieux systématisé que le sien.

Or, chez cet homme, vous vous en souvenez, les conceptions délirantes ont suivi une évolution analogue à celle qui s'observe chez les délirants chroniques. Les idées de persécution ont tenu d'abord la scène, puis elles se sont juxtaposées aux idées ambitieuses, qui existaient d'ailleurs en germe dès le début, enfin ces dernières ont accaparé l'intelligence du malade où elles règnent actuellement en maîtresses. La lenteur avec laquelle le délire a procédé dans sa marche, la régularité de son évolution, la systématisation remarquable des idées fausses rapprochent ce malade des délirants chroniques et l'éloignement au contraire des dégénérés persécutés tels que vous les connaissez. Et cependant je vous ai fait remarquer, en vous présentant cet

homme, que plusieurs traits de son histoire n'autorisent pas à en faire un délirant chronique au sens que
M. Magnan attribue à cette expression. Nous avons
noté que chez Rapp... les tendances délirantes sont
apparues de très bonne heure, à 20 ans, et probablement même avant, que les idées de persécution et les
idées ambitieuses ont marché côte à côte, qu'elles ne se
sont pas, à proprement parler, succédé, bien que les
premières aient été réellement prédominantes au début
et que les dernières aient accaparé la scène à la fin,
qu'enfin les hallucinations de l'ouïe et de la sensibilité
générale ne paraissent pas avoir tenu la place prépon-
dérante qu'elles occupent d'habitude dans la symptomatologie de la psychose systématique progressive. Ce
cas est un de ceux auxquels je faisais allusion plus
haut, qui me paraissent tenir le milieu entre le délire
chronique type et les délires de dégénérescence à
évolution irrégulière et capricieuse. Il semble que
nous trouvions là une confirmation nouvelle de l'adage
« Natura non facit saltus. »

J'ai cherché, Messieurs, à discuter avec impartialité
les faits plus encore que les doctrines, suivant la règle
que je me suis imposée au début de ces leçons. En
mettant en relief les cas intermédiaires, je pourrais
dire les formes frustes qui montrent qu'en pathologie
mentale les espèces morbides ne sont pas toujours
limitées par des arêtes vives, je ne voudrais pas cependant vous avoir fait perdre de vue les types. C'est en
effet la connaissance des types qui nous permet de
nous orienter en clinique comme en nosographie. A ce
titre, les caractères du délire de persécution à évolution systématique, tels qu'ils existent dans les formes
les mieux accusées, doivent rester présents à vos esprits.
Voilà pourquoi, tout en vous montrant ce que leur valeur a de relatif, j'ai tenu à vous la bien faire connaître
tout d'abord. Leur description repose sur des faits bien
observés dont il serait aussi regrettable de voir nier la
réalité que dangereux d'exagérer la portée.

PARIS. — IMP. V. GOUPY ET JOURDAN, RUE DE RENNES, 71.

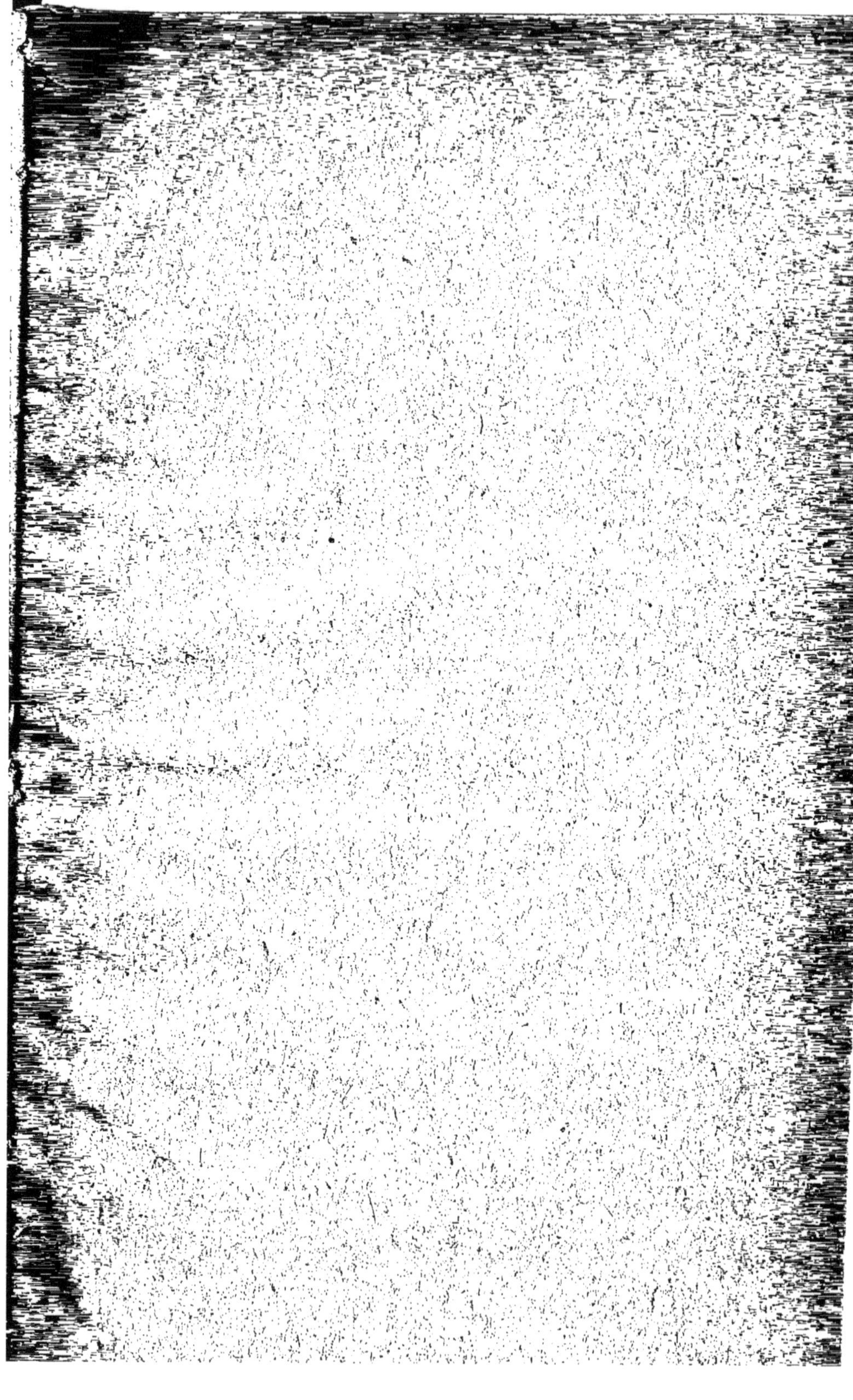